Aprender...
Ler... Brincar...

Thieme Revinter

Aprender...
Ler... Brincar...

Segunda Edição

Fernanda Miguel Torres
Fonoaudióloga pela Faculdade Metodista Integrada Izabela Hendrix –
Belo Horizonte, MG
Pós-Graduada em Linguagem pela Universidade de Ribeirão Preto, SP

Thieme
Rio de Janeiro • Stuttgart • New York • Delhi

**Dados Internacionais de
Catalogação na Publicação (CIP)
(eDOC BRASIL, Belo Horizonte/MG)**

T693a
    Torres, Fernanda Miguel
       Aprender… Ler… Brincar…/Fernanda Miguel Torres. – 2.ed. – Rio de Janeiro, RJ: Thieme Revinter, 2023.

       18,5 x 27 cm
       ISBN 978-65-5572-197-3
       eISBN 978-65-5572-198-0

       1. Fonoterapia para crianças – Exercícios. 2. Leitura oral – Uso terapêutico. 3. Fonoaudiologia. I. Título.

                             CDD: 618.9285506

Elaborado por Maurício Amormino Júnior – CRB6/2422

Contato com a autora:
fernandamigueltorres@hotmail.com

Nota: O conhecimento médico está em constante evolução. À medida que a pesquisa e a experiência clínica ampliam o nosso saber, pode ser necessário alterar os métodos de tratamento e medicação. Os autores e editores deste material consultaram fontes tidas como confiáveis, a fim de fornecer informações completas e de acordo com os padrões aceitos no momento da publicação. No entanto, em vista da possibilidade de erro humano por parte dos autores, dos editores ou da casa editorial que traz à luz este trabalho, ou ainda de alterações no conhecimento médico, nem os autores, nem os editores, nem a casa editorial, nem qualquer outra parte que se tenha envolvido na elaboração deste material garantem que as informações aqui contidas sejam totalmente precisas ou completas; tampouco se responsabilizam por quaisquer erros ou omissões ou pelos resultados obtidos em consequência do uso de tais informações. É aconselhável que os leitores confirmem em outras fontes as informações aqui contidas. Sugere-se, por exemplo, que verifiquem a bula de cada medicamento que pretendam administrar, a fim de certificar-se de que as informações contidas nesta publicação são precisas e de que não houve mudanças na dose recomendada ou nas contraindicações. Esta recomendação é especialmente importante no caso de medicamentos novos ou pouco utilizados. Alguns dos nomes de produtos, patentes e design a que nos referimos neste livro são, na verdade, marcas registradas ou nomes protegidos pela legislação referente à propriedade intelectual, ainda que nem sempre o texto faça menção específica a esse fato. Portanto, a ocorrência de um nome sem a designação de sua propriedade não deve ser interpretada como uma indicação, por parte da editora, de que ele se encontra em domínio público.

© 2023 Thieme. All rights reserved.

Thieme Revinter Publicações Ltda.
Rua do Matoso, 170
Rio de Janeiro, RJ
CEP 20270-135, Brasil
http://www.ThiemeRevinter.com.br

Thieme USA
http://www.thieme.com

Design de Capa: © Thieme
Créditos Imagem da Capa: imagem da capa combinada pela Thieme usando as imagens a seguir:
Book concept © macrovector/Freepik e Frame with happy kids © brgfx/Freepik

Impresso no Brasil por Forma Certa Gráfica Digital Ltda.
5 4 3 2 1
ISBN 978-65-5572-197-3

Também disponível como eBook:
eISBN 978-65-5572-198-0

Todos os direitos reservados. Nenhuma parte desta publicação poderá ser reproduzida ou transmitida por nenhum meio, impresso, eletrônico ou mecânico, incluindo fotocópia, gravação ou qualquer outro tipo de sistema de armazenamento e transmissão de informação, sem prévia autorização por escrito.

*Dedico esta obra aos meus filhos Bruno e Pedro, que são meu maior tesouro.
Ao meu esposo Galbaney pelo amor e companheirismo.
E aos meus amigos, que sempre foram exemplo de
paciência, dedicação, conquistas e vitórias.*

PREFÁCIO

Este é um livro para crianças, com histórias e brincadeiras. As histórias abordaram um fonema e, subsequentemente, virão as brincadeiras para reforçá-lo.

Desta forma, a criança acaba treinando o fonema em questão e adquirindo o hábito da leitura de maneira divertida. Cria-se um momento de aprendizagem, prazer e lazer, que poderá ser compartilhado com pais, terapeutas, amigos ou aproveitado sozinho.

SUMÁRIO

FONEMA /v/ 1

FONEMA /f/ 5

FONEMA /j/ 8

FONEMA /z/ 11

FONEMA /ch/ 15

FONEMA /p/ 19

FONEMA /b/ 23

FONEMA /t/ 27

FONEMA /d/ 31

FONEMA /k/ 34

FONEMA /g/ 38

FONEMA /s/ 42

FONEMA /m/ 46

FONEMA /n/ 50

FONEMA /nh/ 55

FONEMA /r/ 59

FONEMA /r/ 64

FONEMA /l/ 67

FONEMA /lh/ 71

RESPOSTAS 75

Aprender... Ler... Brincar...

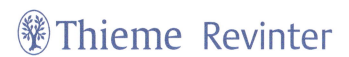

FONEMA /v/

História 1: A vovó e seu violão

A vovó Violeta é uma vovó muito boa, divertida e engraçada.

Ela tem uma verruga no nariz que apoia os seus óculos. Usa um vestido de veludo vermelho e adora tocar seu violão verde.

Vovó Violeta tem a gata chamada Vivi e um enorme viveiro com flores.

Quase todos os dias vovó Violeta toca seu violão verde e canta várias canções para seu neto e seus amiguinhos na varanda.

Eles adoram ouvir a vovó Violeta!

História 2: O vestido da Vovó

Vovó Violeta tinha um vestido verde muito bonito. Ela adorava usá-lo em ocasiões especiais! Todos elogiavam como a Vovó Violeta ficava ainda mais bonita com o vestido verde.

A vovó Violeta adora festas e adora tocar seu violão verde que combina com seu vestido verde; fazem uma dupla incrível. Ela conhece muitas músicas legais e animadas. Sua música preferida é: O Que é O Que é? O refrão diz "Viver e não ter a vergonha de ser feliz"!

Vovó Violeta sempre está muito feliz, alegre e rodeada de sua família amada e amigos.

Brincadeiras

1) Responda as perguntas de acordo com a história 1.

a. Qual o nome do(a) gato(a) da vovó Violeta?
_____

b. O que a vovó Violeta gosta de tocar?
_____

c. De que cor é o vestido da vovó Violeta?
_____

2) Depois de ler a história 2, faça um desenho para representá-la.

FONEMA /v/ 3

3) Colorir os desenhos.

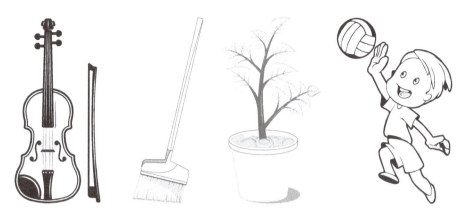

4) Cruzadinha.

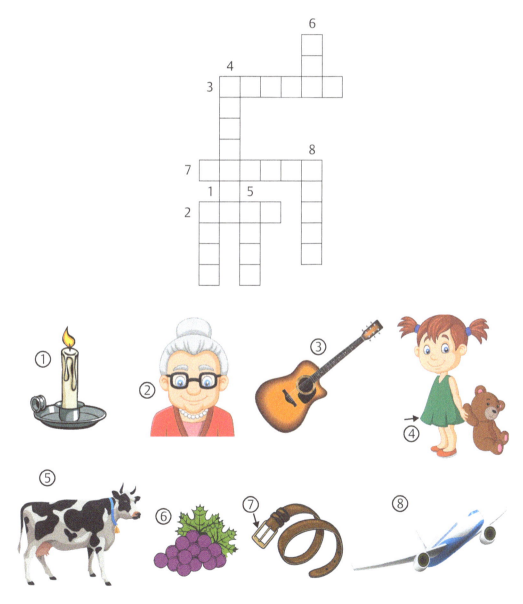

5) Complete as frases, com ajuda dos desenhos.

a. A vovó Violeta adora seu _____ e seu _____ verde.

b. Podemos usar o leite da _____ para fazer muitas coisas, como o queijo e a manteiga etc.

c. Minha mãe comprou _____ na feira.

d. No meu nome tem várias _____.

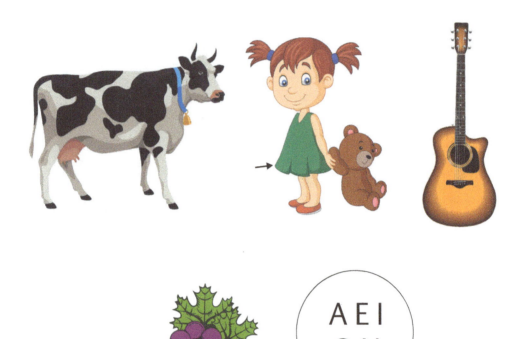

FONEMA /f/

História 1: A foca Feliz

A foca Feliz vivia no Circo Florido, seu dono era o senhor Fefê. Ela comia peixe fresco e fubá molhado.

Quando ia se apresentar, o senhor Fefê pedia a todos do Circo Florido que gritassem:
- Feliz... Feliz... Feliz... Feliz...

A foca entrava toda faceira e muito... muito feliz. Brincava com fita e pulava um arco de fogo.

Todos aplaudiam e gritavam:
- Foca Feliz... Foca Feliz... Foca Feliz...

História 2: Parque aquático Felicidade!

O parque aquático Felicidade era um parque cheio de animais e atrações aquáticas. A atração principal era uma família de focas!

Mamãe foca chamava-se Feliz, seu esposo Felipe, seu filho mais velho Fê, sua filha do meio Ferdinanda e seu filho menor Fredi. Todos faziam maravilhosas e felizes apresentações!

Mas um belo dia Fredi e Ferdinanda foram brincar de se esconder! Fredi era muito sapeca e se escondeu atrás de uma folhagem que ficava perto do palco de atrações! Ninguém conseguia encontrá-lo!!

Ferdinanda ficou aflita, pediu ajuda a Fê, e aos seus pais Feliz e Felipe. Estava chegando a hora da apresentação da família e nada de encontrar Fredi.

A família resolveu começar sem Fredi! Quando no meio do espetáculo de repente Fredi aparece fazendo saltos e peripécias!!!

O público ficou muito feliz e surpreendido ao ver a apresentação da família de focas! Todos gritavam e aplaudiam a família e principalmente Fredi!

Brincadeiras

6) Depois de ler a história 2 responda algumas perguntas.

a. Temos palavras iguais nas histórias 1 e 2: A foca feliz e Parque aquático Felicidade, quais são elas?
_____

b. Como chamava cada um da família de focas?
_____

c. Quem era o mais sapeca das focas?
_____

6 APRENDER... LER... BRINCAR

7) Caça-palavras.

foca – fita – fogo – fubá – fada – festa

```
A B F M C P V S Ç F S D F
B T O L N O P N S O R P A
K D C R O R I P N G H W D
D P A R L F I T A O E K A
F U B A Q N Z T P R K L P
F E S T A J M O P L I W T
```

8) Ligue os números e encontre as focas.

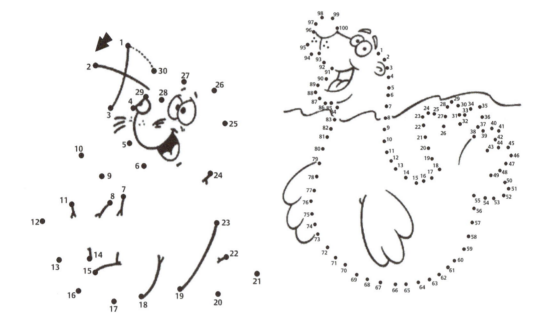

9) Colorir os desenhos.

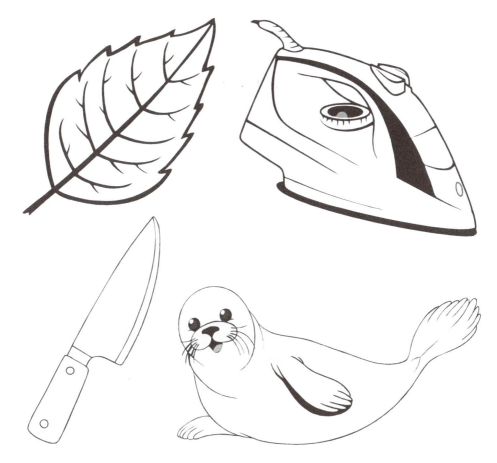

10) Complete as frases com as palavras: fogão, fantasias, filhos, fogo, futebol, fumaça, farmácia, feliz.

a. Fernanda está muito _____.

b. O _____ está na cozinha.

c. O menino joga _____.

d. O _____ espalhou-se pela mata.

e. Compramos remédio na _____.

f. A _____ é cinza.

g. Os meus _____ estão na escola.

h. No carnaval usamos _____.

FONEMA /j/

História 1: Juju gosta de Jujuba

Juliana é uma garotinha muito levada e comilona. Gosta tanto de jujuba que o seu apelido é Juju Jujuba; a que ela mais gosta tem sabor de jabuticaba. Ela come jujuba de dia e de noite.

Juju não se separa da jujuba, como goiabada e queijo, Romeu e Julieta e Piupiu e Frajola.

Esse apelido é muito querido para Juju, que adora jujuba.

História 2: Juju e seus amigos

Juju Jujuba adora brincar com sua amiga Joana. Elas jogam juntas vários jogos de mesa. Adoram subir no pé de jabuticaba, jambo e jaca que se encontram no Parque Juvenil perto da casa delas.

Juju e Joana estudam na mesma escola chamada Jose Monteiro. Possuem vários amigos que, por coincidência, também têm seus nomes começados pela letra J; são eles: Julia, Joaquim, Joel, Jade, Jorge, Janaína, João, Jacó, Jean, Jane, Jaqueline, Jéssica e Júnior.

Eles adoram jogar juntos e se divertirem no Parque Juvenil.

Brincadeiras

11) Complete com J e leia as palavras.

____aula	____acaré	____uvenil
____arra	____aqueta	____ipe
____anela	____e____um	____abuticaba
____ato	____aca	____u____uba
____uarez	____ambo	____oca
____aguar	____uba	____oel
____uca	____uliana	____aneiro

FONEMA /j/ 9

12) Colorir os desenhos e ligue-os aos nomes.

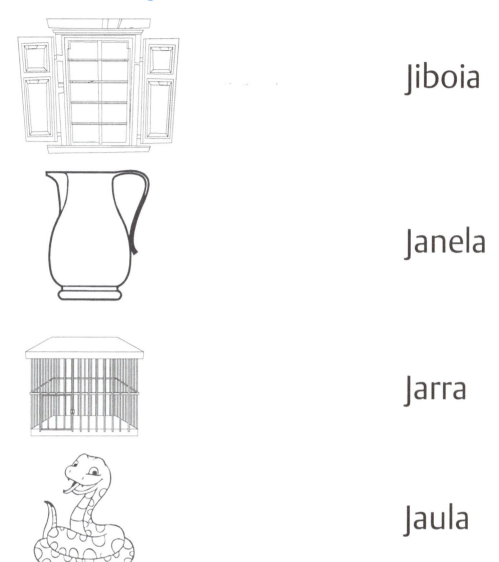

Jiboia

Janela

Jarra

Jaula

13) Caça-palavras.
jaguar – jaca – janeiro – jambo – jujuba – juba – josé

```
J A G U A R Q R G A M S N A K S J E J A C A S D F
H M I J I O P A R T Y U O O P P J P W Q O P L M B
E X Z A M B H Y T R E D K P I A M L O P L J J M D
C V X N O O A A S S K W O L M O J A M B O V A G T
B N A E I J O S E J J K U I O P E I B M K I L O A
C V X I O P J U J U B A B P L K J O P J A C D P P
N B V R M I O B J U B A L J I T U E W A Q O I Y E
B X C O M L W A I O P L Q E R A M K J S S I A S P
```

14) Classifique em animais, frutas e nomes de pessoas.

Palavras	Animal	Fruta	Nomes
jaca			
Janine			
joaninha			
João			
jenipapo			
jacaré			
Jesus			
javali			
Jaqueline			
jaguar			
jambo			
Jamile			
jegue			

FONEMA /z/

História 1: A zebra azul

A zebra Zazá queria muito mudar de cor. Ela já tinha enjoado de ser preta e branca e queria ser azul.

Como sabia que não teria jeito de mudar de cor, a zebra Zazá foi atrás da dona aranha Zezé para fazer uma roupa azul. Dona Zezé estranhou, mas aceitou o pedido.

Passadas algumas semanas, dona Zezé levou a roupa azul para a zebra Zazá experimentar. Zazá vestiu a roupa que dona Zezé fez e ficou super feliz. A roupa azul tinha ficado linda e super bem-feita.

A zebra Zazá gostou tanto que encomendou mais roupas azuis para dona Zezé, ficando assim com uma roupa para cada dia da semana.

História 2: Aventura de Zazá e seus companheiros

A zebra Zazá, resolveu mudar de casa, bairro, zona e encontrar um zoológico agradável e bonito para viver! Tentou convencer vários dos seus amigos: a aranha Zezé, a girafa Zoe, o elefante Zulu, a cobra Zizi, o hipopótamo Zozó e o leão Zimba. Mais nenhum deles gostaram muito da ideia!

Zazá explicou que seria melhor. Teriam comida, casa, água e vários outros amigos. Depois de muito pensar, Zimba disse que só iria se todos os demais viessem juntos.

Então depois de muita conversa todos resolveram partir! Zazá, Zezé, Zoe, Zulu, Zizi, Zozó e Zimba chegaram ao Zoológico Zumba e viveram felizes!

Brincadeiras

15) Nomear e colorir os animais de acordo com a história 2.

a. _____

b. _____

c. _____

d. _____

e. _____

f. _____

g. _____

FONEMA /z/ 13

16) **Complete as frases com as palavras: azeitona, Zazá, zebra, azul, doze, buzina.**

a. O _____ é um número.

b. Eu gosto de _____.

c. Meu carro tem _____.

d. Na floresta tem muitos animais, inclusive _____.

e. Meu nome é _____.

f. Eu adoro a cor _____.

17) **Responda.**

a. O limão é: ☐☐☐☐☐

b. Está no nosso rosto e é responsável por sentir cheiro: ☐☐☐☐☐

c. O céu é: ☐☐☐☐

d. A calça jeans o tem e ele serve para abrir e fechar: ☐☐☐☐☐

e. Tem fogão e geladeira: ☐☐☐☐☐☐☐

f. Qual é o número que vem depois do onze? ☐☐☐☐

g. É salgada, verde ou preta: ☐☐☐☐☐☐☐

h. É um animal, e sua cor é branca e preta: ☐☐☐☐☐

18) Colorir os desenhos.

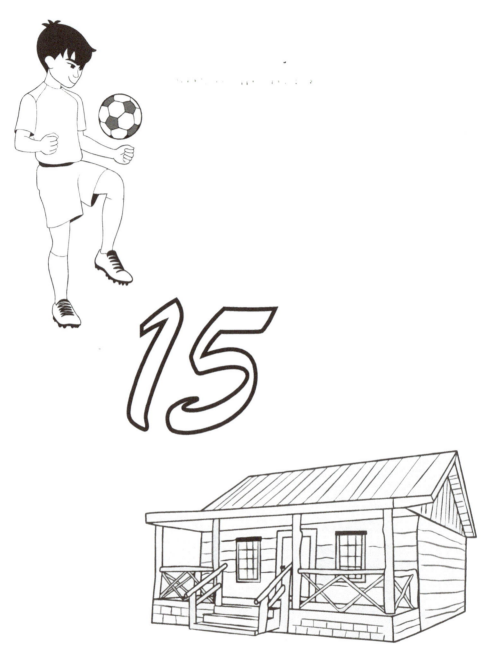

FONEMA /ch/

História 1: O barulho de Richard

Richard adora tomar banho de chuveiro. Ele acompanha o barulho com a boca, fazendo uma melodia: cha... che... chi... cho... chu...!!!!!! cha... che... chi... cho... chu....!!!!

Quando chove, Richard sai e começa a dançar na chuva e a cantar sua melodia favorita: cha... che... chi... cho... chu...!!!!!! cha... che... chi... cho... chu...!!!!

Ele adora água e ama brincar com ela.

História 2: Dia no parque

Richard teve um dia muito divertido com seu pai Charles, sua mãe Charlote e sua irmã Chaila. Foram ao parque Charme onde chutaram bola, chuparam picolé, comeram bolo de chocolate e chuparam pela primeira vez, chiclete.

Fizeram um concurso onde quem fizesse a bola maior e mais bonita ganhava o prêmio bola de chiclete. A mãe Charlote foi a jurada e Richard o campeão.

Foi um dia muito divertido e alegre.

16 APRENDER... LER... BRINCAR

Brincadeiras

19) Cruzadinha.

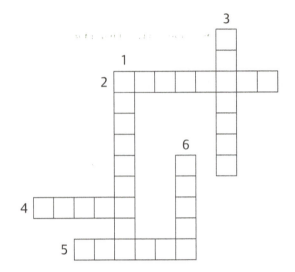

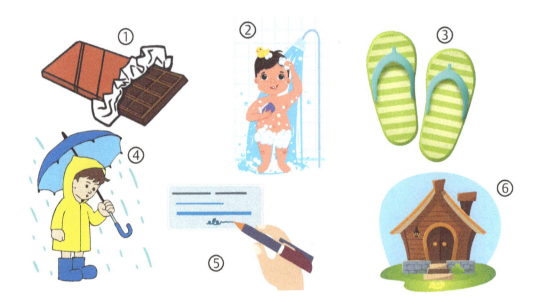

FONEMA /ch/

20) Ligue os desenhos iguais.

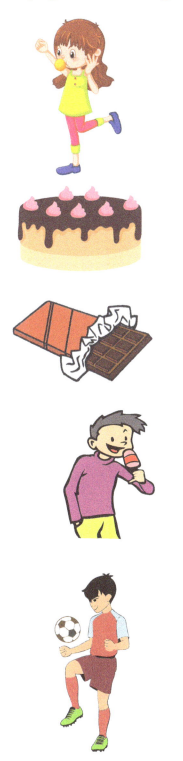
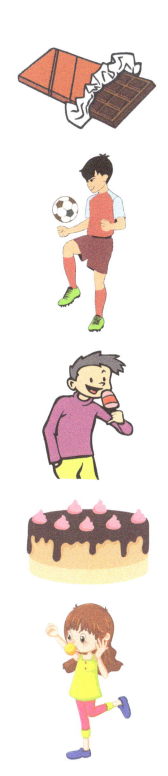

21) Circule com a cor azul o "cha": com a cor vermelha o "che": com a cor amarela o "chi": com a cor verde o "cho": e com a cor preta o "chu".

Chave	Choro	Chulé	Chiclete
Chupeta	Charuto	Chapéu	Chamada
Cheiro	Chuchu	Chico	Chama
Bochecha	Chato	Chão	Chute

22) Complete as frases com as palavras: chiclete, bolacha recheada, chocolate, chupeta, chama, chapéu, chuta.

a. O bebê chupa _____.

b. O garoto _____ a bola.

c. A _____ do fogo está muito alta.

d. O garoto chupa _____.

e. A mamãe está usando um novo _____.

f. Eu adoro _____ _____ de _____.

FONEMA /p/

História 1: A roupa do palhaço

A roupa do palhaço é muito colorida e alegre. Tem quase todas as cores: azul, vermelha, amarela, verde e várias outras.

Ele usa calça, blusa, gravata e um chapéu. Também pinta o rosto.

Seus nomes são variados: Pipoca, Pateta, Panela, Pipeto, Pimpolho, Sapeca, dentre outros.

Eles provocam muitas risadas, são muito divertidos, espertos e simpáticos. Adoro ir ao circo para ver os palhaços!

Circo sem palhaço não tem graça....

História 2: Circo Picadeiro

O palhaço Pipoca adora fazer travessuras, proporcionar boas risadas e muita diversão para seu público. Pipoca trabalha no circo Picadeiro e faz apresentações todos os dias e em várias cidades diferentes.

Junto com o palhaço Pipoca também trabalham a palhaça Parada, o palhaço Peludo e o Perna de Pau.

O circo Picadeiro tem muito respeito e admiração pelos seus artistas!

Brincadeiras

23) Cruzadinha.

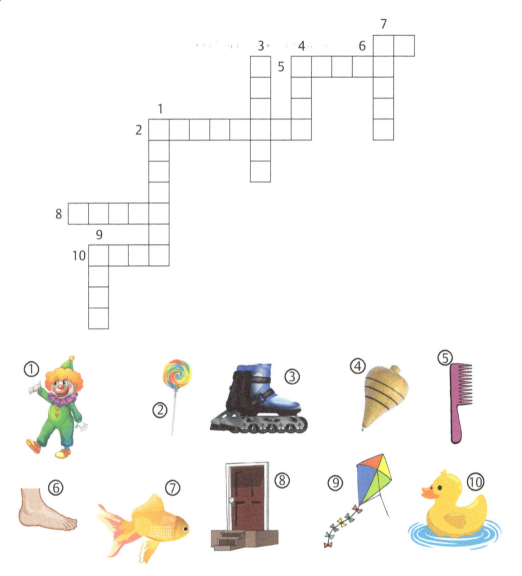

FONEMA /p/

24) Responda as perguntas depois de ler a história 2.

a. Como chama os palhaços que trabalham no circo Picadeiro?
_____

b. O que o palhaço Pipoca adora fazer?
_____

c. Onde são suas apresentações?
_____

d. O que o circo picadeiro tem por seus artistas?
_____

25) Complete com P e leia as palavras.

___ ano	___ ula	cam___ o	___ elo	___ eteca
___ omar	___ ilota	es___ orte	___ ilha	lá___ is
___ ão	___ i ___ oca	___ ivete	___ adaria	___ erfume
tem ___ o	___ arque	___ ovo	___ a___ el	___ a___ ai
___ era	___ antera	___ anela	___ arede	sa ___ ato

26) Colorir os desenhos.

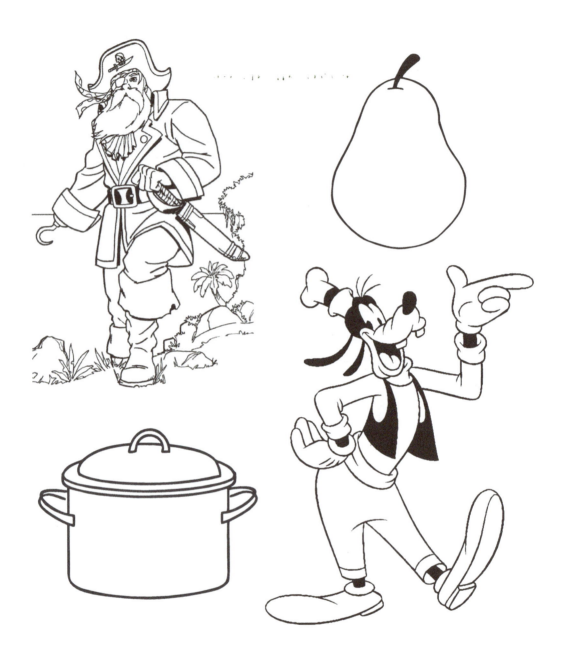

FONEMA /b/

História 1: Bom de bola

No Brasil, muitas pessoas gostam de jogar bola, virou uma paixão nacional.

Beto é um garoto bom de bola, joga todos os dias com os amigos do bairro, mas também nunca deixou de tirar notas boas na escola.

Ele faz embaixadinhas e muitos gols. Ele é o artilheiro do time do bairro, que se chama: Bola no gol!!!!

O sonho do Beto é jogar na seleção brasileira, mas ele sabe que tem de estudar e se esforçar bastante para alcançar o seu objetivo e nunca perder a esperança.

Beto vai longe.....

História 2: O campeonato Bons de Bola

Beto sempre gostou de jogar bola! Ele teve a ideia de organizar um campeonato de futebol na sua escola, chamado Bons de Bola.

Como Beto foi o organizador ele não pôde jogar!

Mas tivemos outros jogadores muito bons de bola que fizeram do campeonato um sucesso.

Como o jogador Bruno que foi capitão da equipe ganhadora e brilhou sendo o melhor jogador em campo.

Brincadeiras

27) Colorir os desenhos.

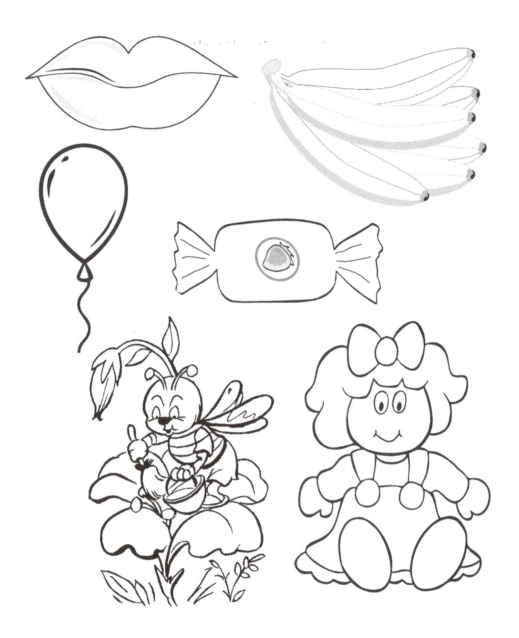

FONEMA /b/   25

28) Caça-palavras.

boi – bala – batata – beleza – belo – bife – bonito – batom – belina

```
A B O I C P B E L E Z A
B T O L N O P N S O R P
K D C R O R I P N G H B
B A L A Y A A R L F I T
E O E K B A T A T A Q N
L T P K L B O N I T O I
O M P B I F E P V D C S
S A D E F H B E L I N A
B A T O M P L O E R T S
```

29) Complete as frases conforme os desenhos.

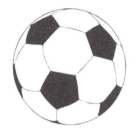

a. O menino tem uma:

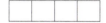

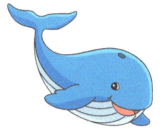

b. No mar tem:

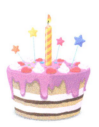

c. Nos aniversários é comum ter:

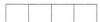

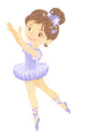

d. Ela dança, ela é uma:

30) Classifique as palavras nas colunas (animais/objetos): borboleta, balde, baleia, bola, bode, buzina, búfalo, bico, barata, bife, beija-flor, boneca, boto, bolsa, besouro, berço, boi, bússola, burro e binóculo.

Animais	Objetos

FONEMA /t/

História 1: Tales, o tatu-bola

Tales é um tatu-bola. Ele é muito esperto; quando as pessoas chegam perto, ele vira bola correndo. Adora comer plantas e viver em jardins mais calmos. Ele mora em tocas e faz muitos túneis subterrâneos para se locomover sem ninguém ver.

Um dia o tatu Tales ficou preso na teia da dona aranha, mas como ele é muito esperto, virou bola e deslizou pela teia até o chão, onde se escondeu em um de seus túneis.

O tatu Tales sempre dá um jeitinho de virar bola e escapar – eh tatu esperto!!!!

História 2: Túneis subterrâneos

O tatu-bola Tales teve a ideia de construir vários túneis subterrâneos para facilitar sua locomoção, porque agora Tales trabalhava como entregador.

Tales trabalhou duro nos últimos dias para deixar os túneis impecáveis. Usou suas habilidades de direção, localização e resistência física.

Quando os túneis ficaram prontos o tatu-bola Tales foi eleito o melhor entregador da região.

Brincadeiras

31) Ligue os nomes iguais.

taco	toalha
tapete	telha
telhado	tênis
telha	time
táxi	taco
time	tubo
tocha	táxi
tubo	tapete
tênis	telhado
toalha	tocha

32) Complete as frases conforme os desenhos.

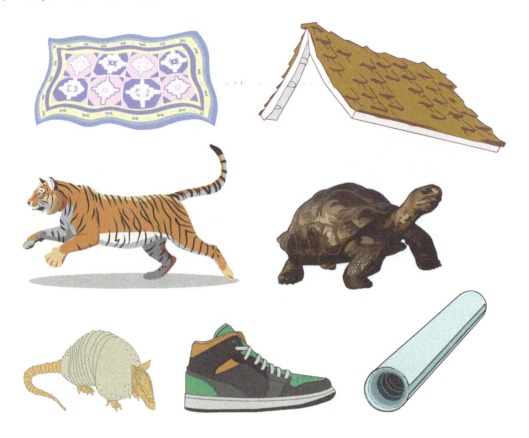

a. O _____ da casa da titia é bonito.
b. A casa está com o _____ estragado.
c. O _____ da pia está entupido.
d. Tatiana ganhou um _____ novo.
e. A _____ anda bem devagar.
f. O _____ faz a sua casa em forma de buraco.
g. As cores do _____ são laranja e preta.

33) Colorir os desenhos.

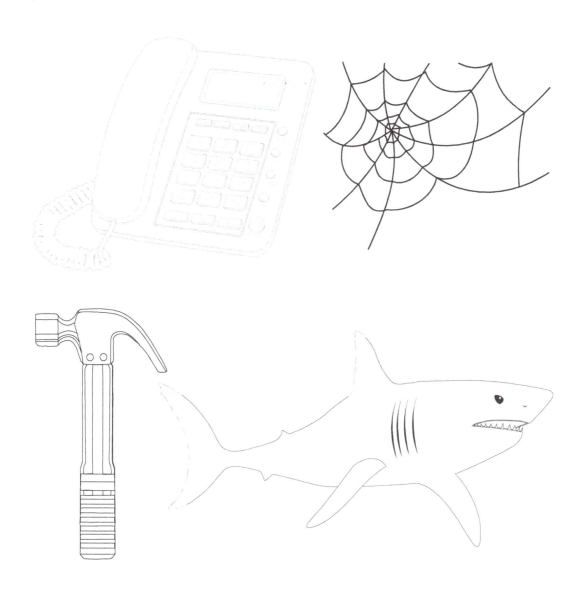

34) Cruzadinha.

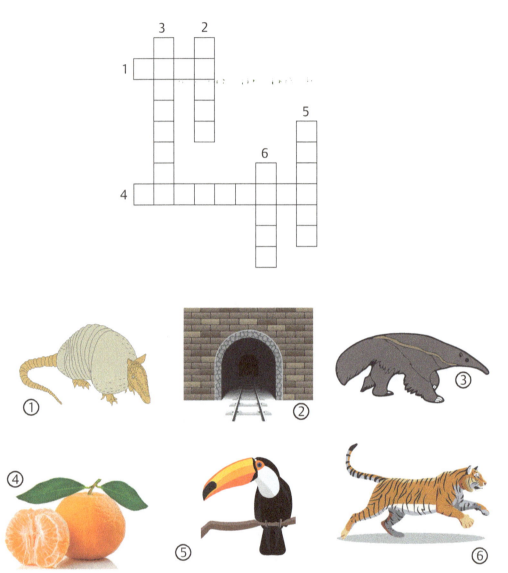

FONEMA /d/

História 1: Didi

Didi é uma garota muito delicada e bonita. Ela tem os cabelos dourados e uma pele muito branquinha. Ela estuda em uma escola chamada Dom Cabral. Seu irmão se chama Dede e também estuda nessa escola.

Didi e Dede gostam muito de brincar juntos... Cada brincadeira é uma nova diversão...

História 2: Parque de diversão Demais

Didi e Dede resolveram ir ao parque de diversões chamado Demais. Didi e Dede andaram, brincaram, comeram e se divertiram por todo parque.

Os brinquedos que eles mais gostaram foi a roda gigante e o pêndulo.

Também comeram algodão-doce e cachorro-quente.

Didi e Dede tiveram um dia muito divertido e emocionante. Agora estão fazendo planos para voltarem ao parque Demais no próximo feriado.

Brincadeiras

35) Caça-palavras.

dois – dente – doce – dado – danone – dedo – dez – doente

```
I D H H N O P D E N T E A U M A
L O F G B D R Q A T Y L M N O T
T I T D A E D D N R O D I N L A
O S H X S Z F O I D O C E D O T
U R L D A D O X P Z X C U E R U
R D B F V U D E Z Q V D E D O P
O U L I S D O E N T E O P I L A
E A D Q R E R D S D A N O N E Y
Q T V U N I C A F G H J U E W Q
```

36) Complete com D e leia as palavras.

____ aniel	Me ____ o	vi ____ a
Aman ____ a	____ ormir	Liber ____ a ____ e
telha ____ o	____ ose	man ____ ioca
la ____ o	____ e ____ ico	vesti ____ o
Fernan ____ a	na ____ a	gran ____ e

37) Colorir os desenhos.

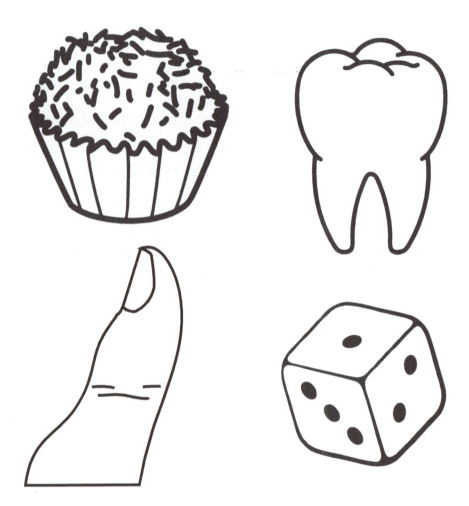

FONEMA /d/

38) Complete as frases com os desenhos.

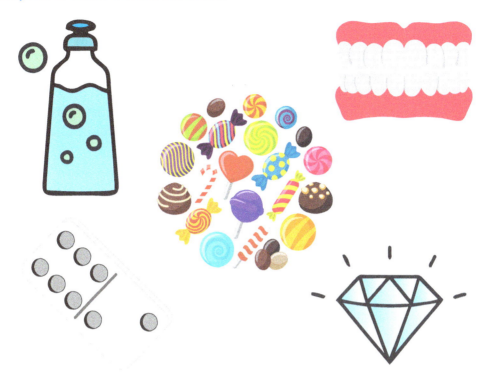

a. A minha vovó Daniela usa _____.

b. Meu pai Daniel comprou uma diadema de _____ para minha irmã Debora no dia da sua formatura.

c. Minha tia Andrea usa _____ para lavar a louça.

d. Aos domingos na praça depois da missa, como _____.

e. Meu pai e minha mãe adoram jogar _____ comigo e com meu irmão.

FONEMA /k/

História 1: O cuco da Cacá

Cacá é uma menina muito delicada e não gosta de chegar atrasada em seus compromissos. Por isso ela comprou um relógio cuco, que desperta de uma em uma hora.

Seu cuco sai de dentro do relógio e diz: Cuco... Cuco... Ele é muito parecido com um passarinho – suas cores são branca e caramelo; seu bico é amarelo e laranja.

Cacá adora o seu cuco.

História 2: Cores

Cacá adora colorir. Tem vários lápis de cores diferentes. Tem um livro de colorir e passa horas colorindo. Suas cores favoritas são: caramelo, cereja e chocolate. Colore qualquer coisa.

Na escola, seu caderno é cheio de desenhos coloridos, decorado e com letra bem traçada.

Cacá e muito aplicada e boa aluna.

Brincadeiras

39) Colorir as palavras que tenham o som de ca, que, qui, co, cu.

Cuco	cabelo	baú
medo	dado	cama
casa	lápis	carro
cueca	lata	camisa
roda	vida	flor
comida	caju	cura
vestido	nada	lado
capa	coroa	caixa
cão	cana	pato
caco	corpo	cabeça
bala	caramelo	calcinha

FONEMA /k/ 35

40) Cruzadinha.

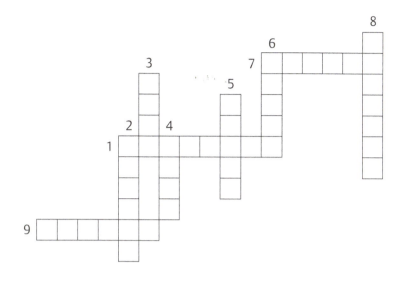

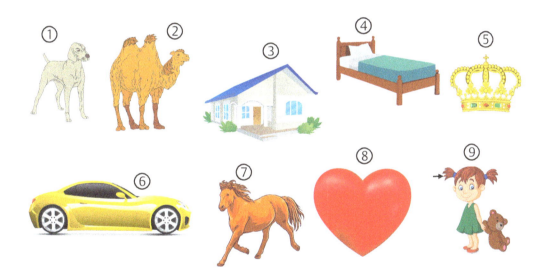

36 APRENDER... LER... BRINCAR

41) Ligue os pontos e descubra o que é.

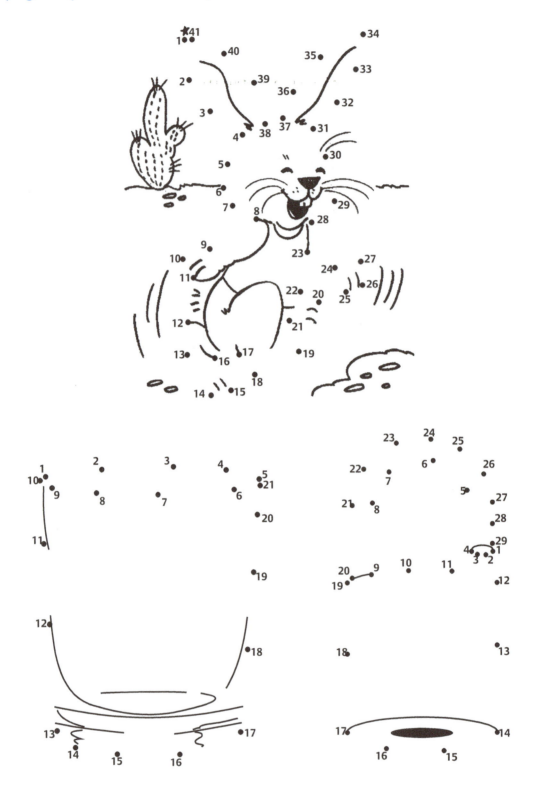

FONEMA /k/

42) Complete as frases com as palavras: canela, cobre, cadeado, cabides, campainha, caneta, copo, colher, caneca e colchão.

a. Cacá colocou o _____ sujo na pia para lavar.

b. Minha mãe está com dor nas costas por causa do _____.

c. Hoje fiz chá de _____ porque fazia muito frio.

d. Coloquei todos os _____ dentro do guarda-roupa.

e. Escrevi à _____ uma cartão de Natal para meu pai.

f. Usamos fio de _____ nas instalações elétricas da casa.

g. Hoje tocaram minha _____ para entregar um pacote.

h. Para tomar a sopa usei uma _____.

i. Coloquei _____ no portão da minha casa.

j. Comprei uma _____ de presente para meu irmão.

FONEMA /g/

História 1: O gavião

Gavião é um pássaro muito grande e perigoso. Sua cor é negra. Ele tem um bico muito afiado e suas garras são muito precisas. Ele bota ovo e faz ninhos em lugares bem altos.

Ele voa muito alto e faz voos rasantes quando avista sua comida. Gosta muito de animas pequenos!

O gavião é uma ave muito bonita. Devemos admirá-lo, mas sempre com cuidado.

História 2: O gato Gugu

Gugu é um gato muito travesso. Adora jogar bolinhas com seu dono Gabriel. Gugu também gosta muito de comer e dormir.

Seu dono Gabriel tem outro gato chamado Gui. Gugu e Gui são muito amigos, jogam juntos, dormem e comem sempre juntos.

Gabriel joga bolinhas de gude com Gugu e Gui todos os dias. Os gatos são muito felizes com seu dono Gabriel.

FONEMA /g/

Brincadeiras

43) Complete as frases conforme os desenhos.

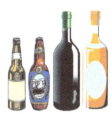

a. As_____quebram com facilidade.

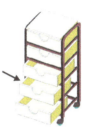

b. A costureira costura com a_____.

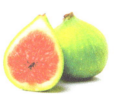

c. A _____está cheia de papéis.

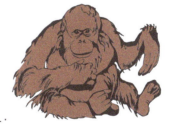

d. O_____é uma fruta.

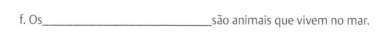

e. No zoológico tem_____ .

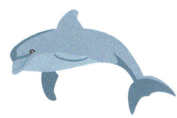

f. Os_____são animais que vivem no mar.

44) Complete as palavras com GA, GUE, GUI, GO e GU.

___lo	___iaba	___tarra	___rlanda	___nso
___iola	___linha	___rreiro	___ri	___loso
___rro	___mo	___rila	___lra	___ar
___rdo	___dom	___l	___ndaste	___ivota

45) Ligue os desenhos iguais.

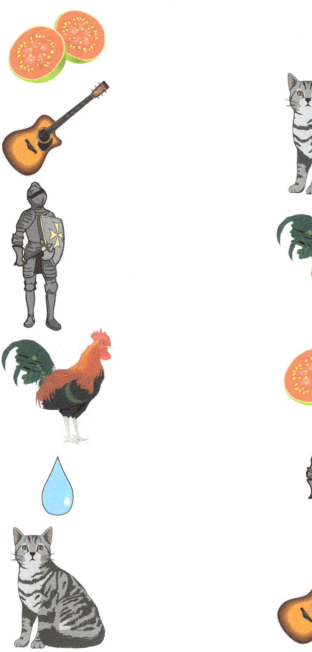
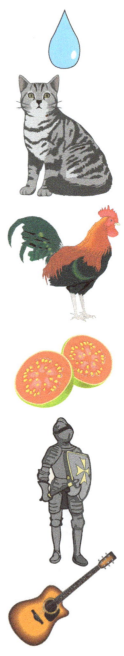

46) Colorir com vermelho as palavras com GA; com azul as palavras com GUE; com verde as palavras com GUI; com amarelo as palavras com GO e com roxo as palavras com GU.

Gustavo	gueto	gamão	Guilherme
gostoso	guitarra	galinha	gol
guerreiro	gótico	garrafa	gula
gordo	Gastão	queixa	guincho
guitarrista	guerra	gomo	gamela

FONEMA /s/

História 1: O sapo Sapeca

O sapo Sapeca vive em um lago no sítio Sorriso Sossegado. O sapo Sapeca tem uma namorada chamada Suzana.

Todos os dias Sapeca e Suzana namoram à beira do lago do sítio Sorriso Sossegado. Sapeca canta, para Suzana, músicas apaixonadas... Suzana agradece com beijos carinhosos.

Sapeca sonha casar-se com Suzana e ter cinco sapinhos: Saulo, Sálvio, Sílvia, Sueli e Samuel.

Sapeca quer construir uma família feliz no sítio Sorriso Sossegado.

História 2: Família Sorriso Sossegado

A família cresceu, os filhos do sapo Sapeca e de Suzana nasceram. Saulo, Sálvio, Sílvia, Sueli e Samuel são lindinhos e saudáveis.

No sítio Sorriso Sossegado tem uma bela e grande família de sapinhos: todos vivendo felizes e saltitantes. Estão crescendo muito rápido!

Suzana e Sapeca estão ensinando várias coisas legais para os sapinhos, como sobreviver na fazenda com responsabilidade.

O tempo passa rápido e os ensinamentos estão sendo aprendidos e aplicados pelos sapinhos com muito amor.

Brincadeiras

47) Circule as sílabas: sa, se, si, so, su e leia as palavras.

saco	sopa	suco	selo
sala	salão	sábio	sacola
seco	sinal	solo	sono
soco	soneca	sujo	sufoca
suave	sabonete	sílaba	sunga

48) Adivinha.

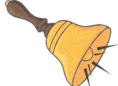

a. Toca na igreja e faz dom... dom... ___-___-___-___

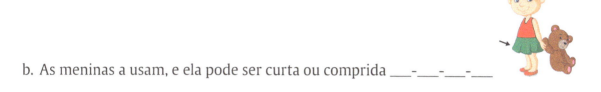

b. As meninas a usam, e ela pode ser curta ou comprida ___-___-___-___

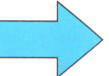

c. Serve de indicação: direita e esquerda ___-___-___-___

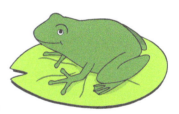

d. Vive à beira da lagoa e é verde ___-___-___-___

49) Classifique em plantas e animais.

Palavra	Plantas	Animal
sabiá		
salsa		
sucuri		
sapo		
sálvia		
siri		
serpente		
salsinha		
sagui		
salsão		
sardinha		
salmão		
soja		
salamandra		

50) Colorir os desenhos.

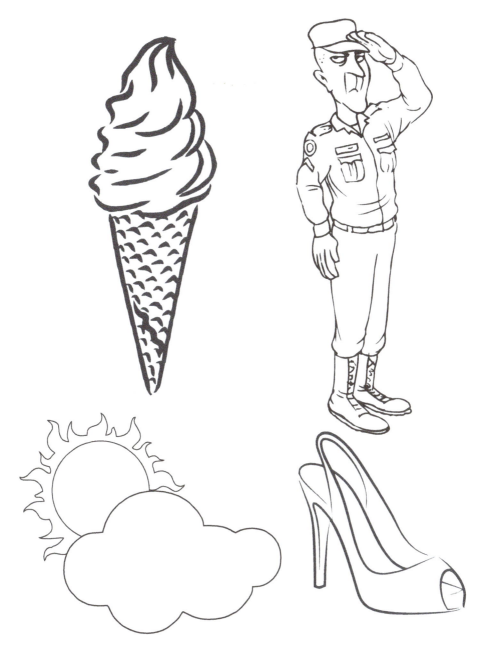

FONEMA /m/

História 1: Mimosa

Mimosa é uma vaca leiteira que mora na fazenda da Dona Marcela.
Dona Marcela cuida muito bem da Mimosa, que tem um bezerrinho chamado Mumu. Mimosa dá muito leite, por isso Mumu está crescendo forte e muito saudável.
Mimosa e Mumu ficam o dia todo juntos. Eles só se separam quando tiram o leite da Mimosa para Dona Marcela preparar bolo de maçã, queijo e muitas coisas gostosas feitas com o leite da Mimosa.
Mimosa e Mumu são malhados. O pai Boi é de cor marrom. Eles formam uma família contente e muito bonita.

História 2: Matrimônio

O bezerro Mumu cresceu e agora é um boi muito valente e saudável. Continua vivendo na fazenda da Dona Marcela com sua mãe Mimosa.
Um belo dia, chegou na fazenda da dona Marcela uma vaca chamada Maria. Foi amor à primeira vista. Mumu se apaixonou por Maria e agora vão se casar!
Todos da fazenda estão ocupados com o matrimônio: cerimônia, festa, comida etc...
Ficará tudo lindo! Os noivos estão bem felizes!
Chegou o grande dia!!!
Mumu e Maria estão lindos e contentes!

Brincadeiras

51) Cobrir o pontilhado e colorir.

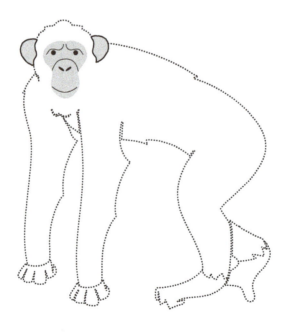

FONEMA /m/

52) Ligue as palavras iguais.

mamãe	missa
mágico	militar
macaco	morena
mulata	mulata
militar	microfone
menino	medo
morena	melado
morango	mamãe
música	maracujá
missa	máquina
microfone	música
medo	mágico
maracujá	menino
máquina	macaco
melado	morango

53) Caça-palavras.

mata – mulher – manga – mingau – massa – meigo – milho – mosaico

```
A B C D M A T A H E O M I M
M I E O P M I N G A U X O A
U S T R T M S N N S O L R S
L Z G F E E C B F I H Y O S
H C O X M I L H O O E A E A
E N R S T G V X W Z F R A I
R C G T E O S S M N P B R T
M A N G A M O M O S A I C O
```

54) Ligue os desenhos iguais.

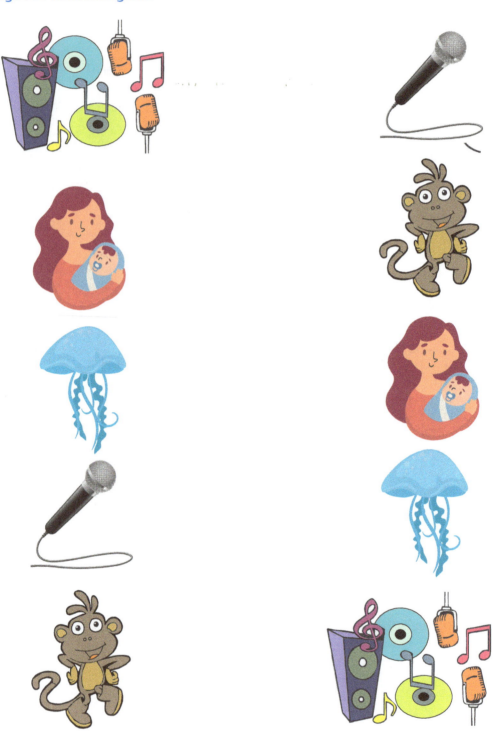

FONEMA /m/ 49

55) Colorir seguindo as cores e números indicados.

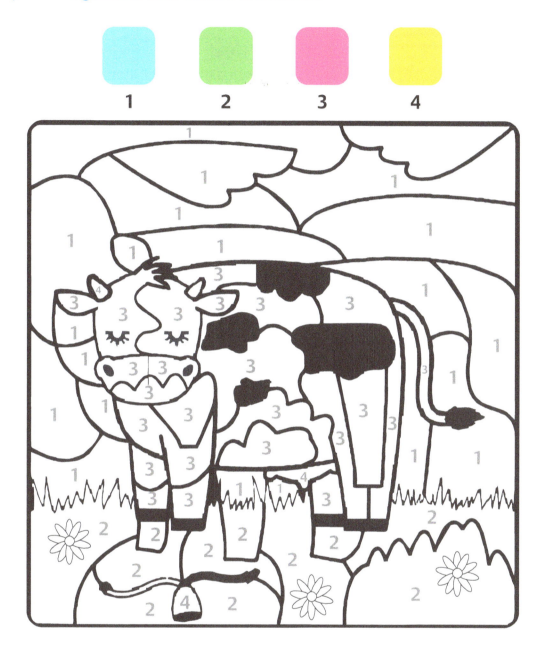

FONEMA /n/

História 1: Noel

Noel é um velhinho muito bondoso. Ele trabalha o ano todo, junto com seus anões, construindo brinquedos para presentear as crianças em dezembro, no Natal. Todos o chamam de Papai Noel.

Na noite do dia 24 para o dia 25, ele passa de casa em casa e entra escondido para entregar os presentes. Quando as crianças acordam, o presente está lá.

Papai Noel fica muito feliz em proporcionar a alegria das crianças. Viva o Papai Noel e feliz Natal!!!!

História 2: Natal

O Natal está chegando e com ele muito amor e espírito natalino. As famílias se reúnem para festejar a chegada do menino Jesus.

As ceias natalinas são regadas com comida, alegria e muito amor ao próximo. As crianças bem-comportadas e obedientes escrevem cartas para Papai Noel com pedidos carinhosos de presentes e intenções. Os pedidos feitos para o Papai Noel são analisados e concedidos na noite de Natal. Então o melhor a fazer é se comportar e ser obediente!!!

FONEMA /n/ 51

Brincadeiras

56) Ligue o nome ao desenho.

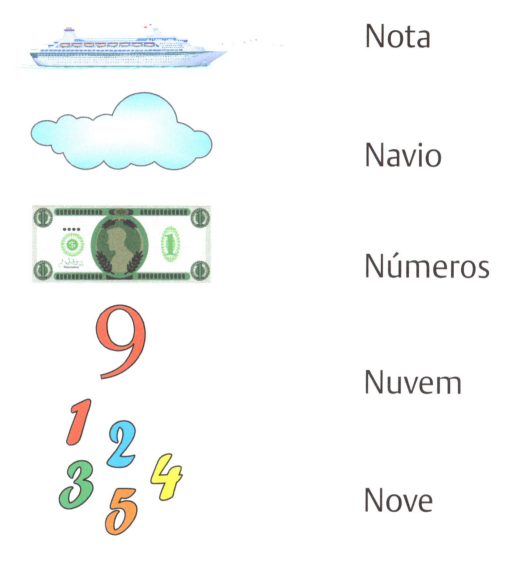

Nota

Navio

Números

Nuvem

Nove

52 APRENDER... LER... BRINCAR

57) Cruzadinha.

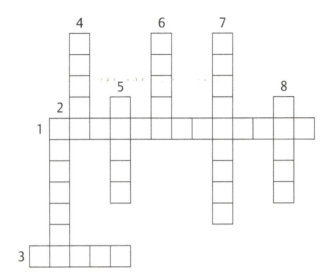

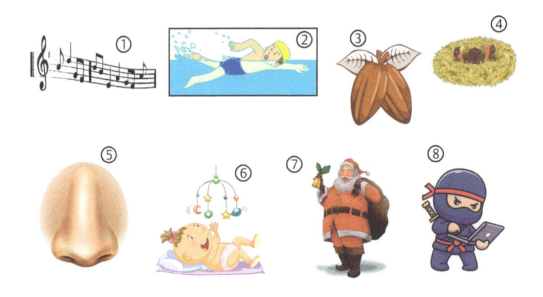

FONEMA /n/ 53

58) Cobrir o pontilhado e colorir.

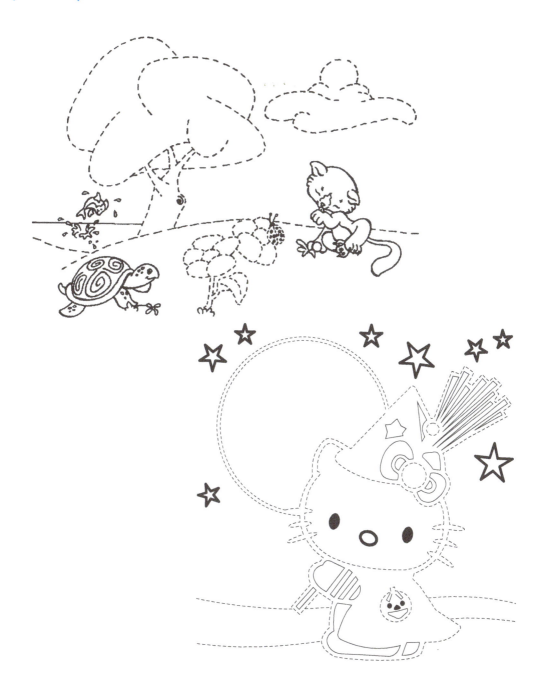

54 APRENDER... LER... BRINCAR

59) Colorir seguindo as cores e números indicados.

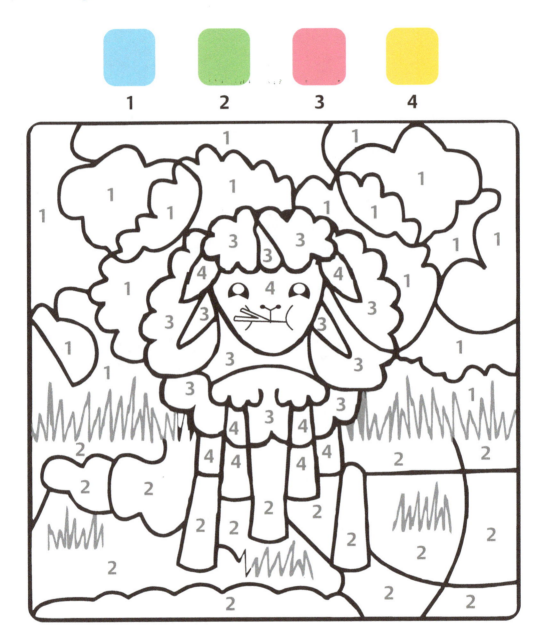

FONEMA /nh/

História 1: O passarinho amarelinho

O passarinho amarelinho adorava dançar e cantar. Ele dançava pela sala, no banheiro e na cozinha... Ele dançava sem parar.

Sua amiga galinha ficava encantada ao ver o passarinho amarelinho dançar e cantar... Cantarolava o dia todo.

A galinha ouvia o passarinho amarelinho cantar lá de seu ninho, onde estava chocando 5 pintinhos.

O passarinho amarelinho fazia serenata e shows para seus amigos. Dançava e cantava sem parar até o amanhecer...

História 2: Amarelinho, o cantor

O passarinho Amarelinho adorava cantar e inventar canções.

Uma das suas canções preferidas e inventadas por ele era: - "O PASSARINHO CANTA!!!... O ELEFANTE ANDA!!!... E O MUNDO GIRA, GIRA SEM PARAR!!!... "O PASSARINHO CANTA!!!... O ELEFANTE ANDA!!!... E O MINDO GIRA, GIRA SEM PARAR!!!..."

Todos adoravam escutar e aplaudiam muito o passarinho Amarelinho!

Brincadeiras

60) Ache os 7 erros.

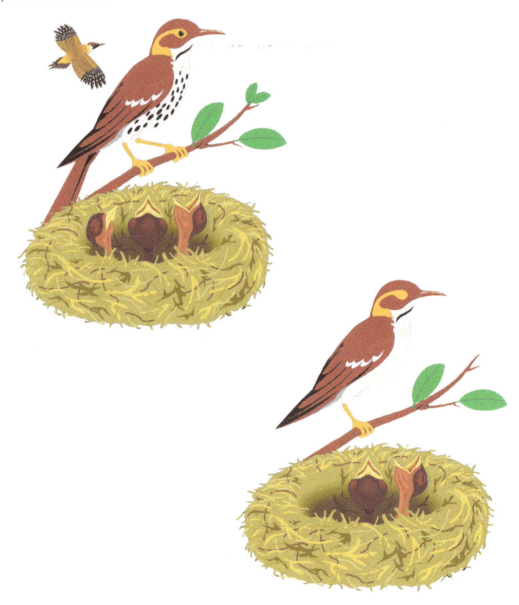

FONEMA /nh/   57

61) Colorir os desenhos.

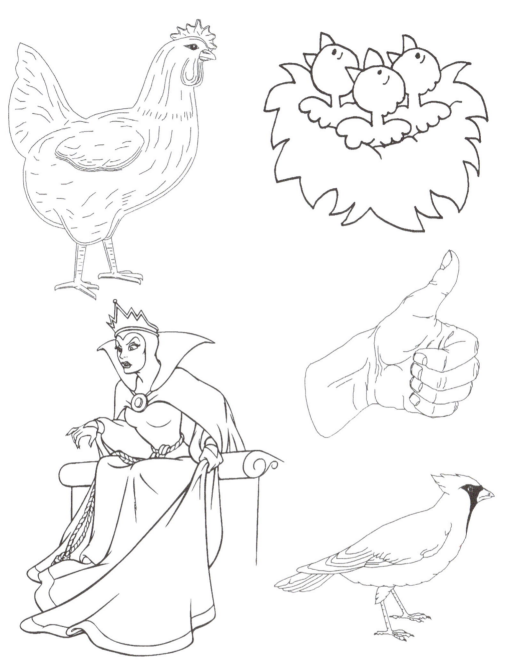

62) Caça-palavras.

minhoca – caminhão – pamonha – caminho – banha – canhão

```
M G C Z L R A E T U P D R I
I I C A M I N H A O P A N M
N L H O S F A G M J P U Y I
H V D P A M O N H A N Q K L
O B S D F J N Q N R S O Y R
C A M I N H O H F O P E R Y
A D V X Z T I B U A O C M X
C B A N H A B C A N H A O I
```

63) Complete as frases usando as palavras: passarinho, ninho, caminho, nenhuma, companheiro, dinheiro, amanhecer, unha, golfinho e desenho.

a. A minha _____ do pé está doendo muito.

b. Meu _____ de escola joga futebol no time da cidade.

c. O _____ fez um _____ na árvore do meu jardim.

d. _____ menina se fantasiou de super-herói na festa da escola.

e. Ao _____ vamos sair em viagem de férias.

f. Meu _____ está contado para comprar um presente para meus pais.

g. O _____ é um animal muito inteligente.

h. O _____ do meu irmão ficou muito bonito.

i. No _____ de casa vi muitas pessoas caminhando para chegar ao parque.

FONEMA /r/

História 1: O trem

O trem é um meio de transporte não muito usado no Brasil. Temos vários tipos de trens: o de passeio, que nos leva de um lugar a outro; o de transporte, que conduz carga etc.

É bem gostoso andar de trem... É tranquilo... Podemos admirar a paisagem...

Há também trens rápidos, como trem-bala, metrô e outros mais calmos... O de transporte... E de passeio.

Vamos andar de trem...

História 2: Viajem de trem

Hoje vamos viajar de trem. Vai ser super divertido.

Podemos ver da janela várias paisagens. Aproveitar cada momento do passeio.

Conheceremos lugares novos e paisagens diferentes, cada um com seu encanto e harmonia.

Será uma aventura diferente e divertida.

Vamos viajar conosco?

Brincadeiras

64) Ligue as palavras iguais.

trem	dragão
cravo	branco
braço	grão
branco	travesseiro
fraco	frade
dragão	grama
grão	trem
travesseiro	cravo
frade	braço
grama	fraco

65) Cruzadinha.

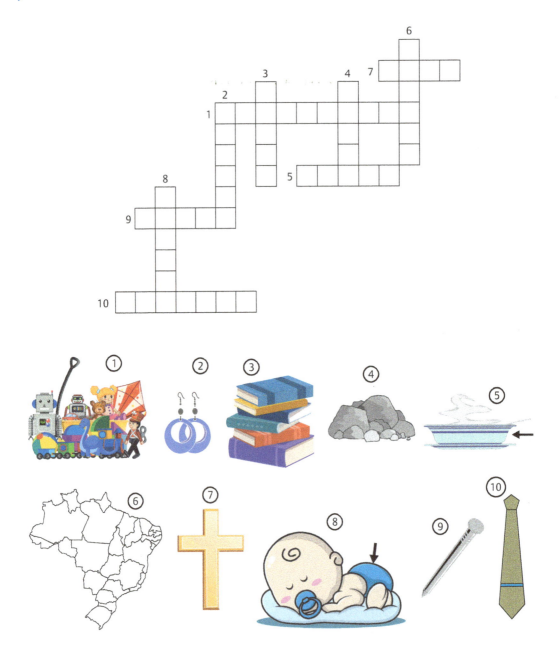

66) Colorir os desenhos.

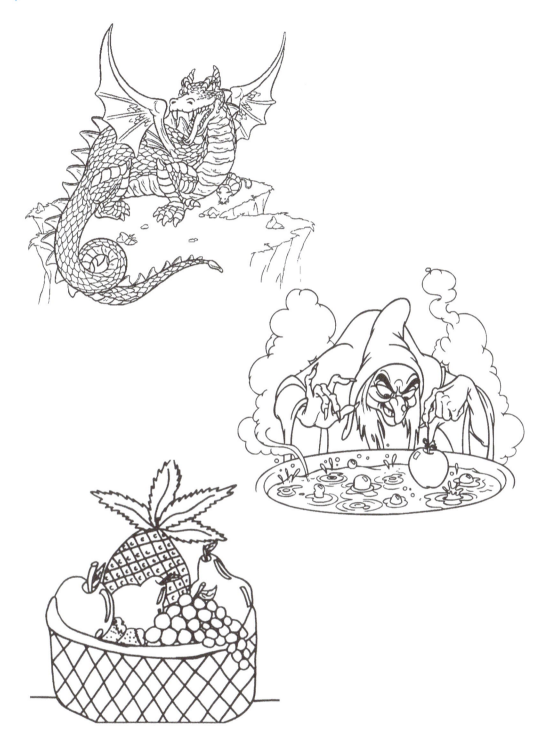

67) Ligue o desenho ao nome correspondente.

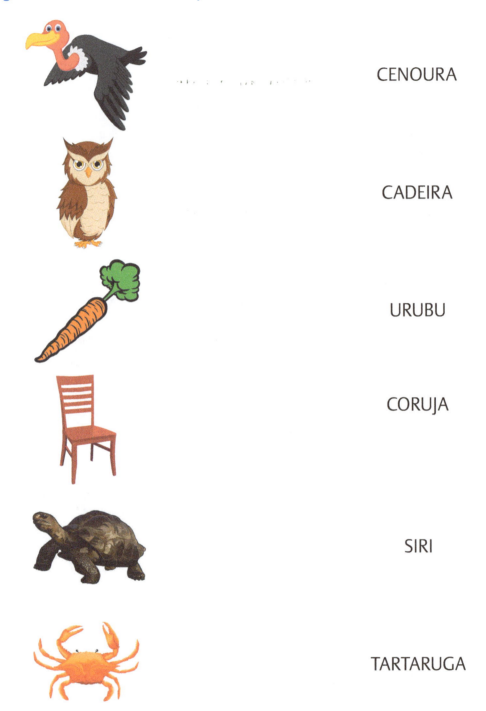

FONEMA /r/

68) Ligue os desenhos iguais.

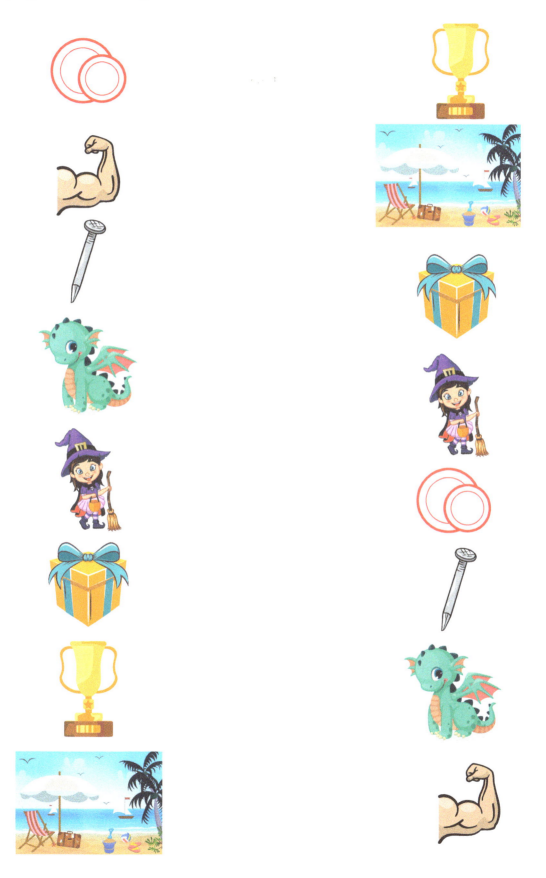

FONEMA /r/

História 1: O rei Rato

O rei Rato foi eleito pelos ratos da Rua Rosa. Todos votaram para eleger um rato que defendesse... lutasse pelos direitos dos demais ratos.

O rei Rato tinha seus deveres e direitos. Lutava para ter uma Rua Rosa melhor, sem gatos, onde todos pudessem criar suas famílias tranquilamente. Assim, todos os ratos da Rua: Rosa teriam um lar.

Todos os ratos e o rei Rato construíram uma Rua Rosa com regras, onde todos se respeitavam.

Era uma Rua Rosa muito feliz!!!!!

História 2: Rua Rosa

O rei Rato terá um sucessor. A Rua Rosa decidiu entre todos os ratos da rua fazer uma eleição para substituir o rei Rato que andava muito cansado.

O dia foi escolhido, foram dois candidatos (Rico e Rafa) e a votação foi feita. Todos os ratos apreensivos com o resultado.

O rato vencedor foi..., melhor dizendo a rata vencedora é Rafa.

Todos os ratos ficaram contentos com a decisão.

A Rua Rosa tinha agora uma rainha Rafa.

Brincadeiras

69) Responda as perguntas depois de ler a história 2.

a. Como chama o(a) rato(a) que ganhou a eleição?
_____

b. Como chama a rua onde moram os ratos?
_____

c. Como chama os candidatos à eleição?
_____

d. Por que queriam substituir o rei Rato?
_____

FONEMA /r/

70) Colorir as palavras com /r/.

roda	Rita	rainha	raiz	vela
colher	caneta	sopa	ramo	sofá
riso	rio	dente	rima	rumo
rancho	anel	nariz	roxo	azul

71) Complete conforme os desenhos.

a. O _____ é muito limpo e nos dá água fresca.

b. A _____ vermelha significa amor.

c. A _____ da árvore serve para transportar nutrientes.

d. A _____ usa uma coroa de diamantes.

e. Eu escuto música no meu _____.

f. Eu uso a _____ na escola.

g. A _____ da minha bicicleta quebrou.

h. Quando chove tem muitos _____.

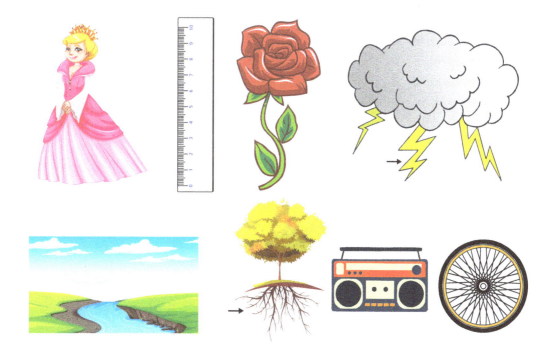

72) Colorir os desenhos.

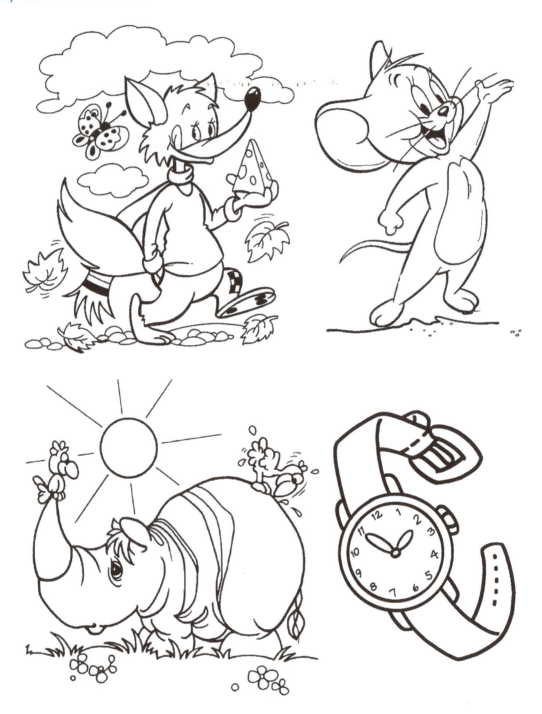

FONEMA /l/

História 1: A laranja

A laranja é uma fruta gostosa e sua cor é laranja. Podemos fazer várias coisas com a laranja: sucos, doces, sorvetes, bolos e até mesmo descascar e chupar a laranja.

Ela pode ser doce, azeda, grande, pequena, com sementes ou simplesmente uma laranja.

Temos uma árvore chamada laranjeira que nos dá laranja boa, saudável, pronta para ser comida. Só temos que descascar e aproveitar o sabor que a laranja nos oferece.

Quer uma laranja?

História 2: Limão

O limão é uma fruta rica em vitamina C e também é muito cítrico.

Usamos muito o limão para fazer sucos, temperos, doces e para dar sabor a outros alimentos.

Suas cores são: verde e amarela. Tem sementes e um cheiro inconfundível.

Muitas pessoas gostam de chupar o limão, mas devemos ter cuidado. O limão é as vezes muito azedo e, também pode deixar manchas na pele se exposto a sol. Por isso, sempre que manusearmos o limão devemos lavar bem as mãos ou outras partes do corpo que tiveram contato com o limão.

Brincadeiras

73) Classifique as palavras em animais e frutas.

Palavras	Animais	Frutas
limão		
leão		
leão marinho		
laranja		
leopardo		
lesma		
lima		
lichia		
libélula		
lêmure		
louva-a-deus		
lagarta		
lebre		

FONEMA /l/

74) Ache os 7 erros.

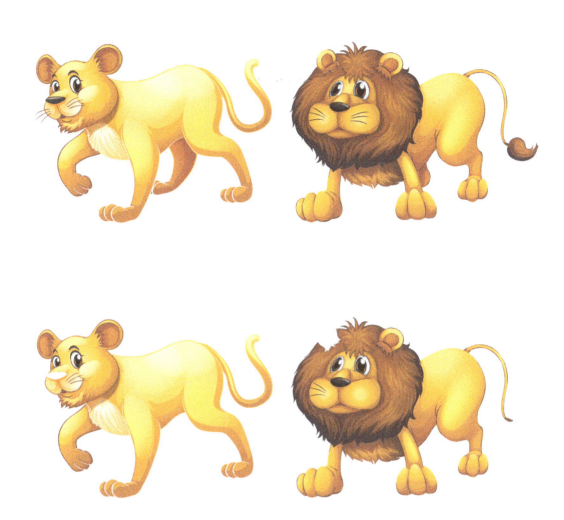

75) Complete com L e leia as palavras.

____ua	____ápis	____imão	____imo	____ivro
____ouvor	____avanderia	____amparina	____uvas	____i____ás
____uz	____eão	____ata	____eite	____oto

76) Colorir e ligar os desenhos iguais.

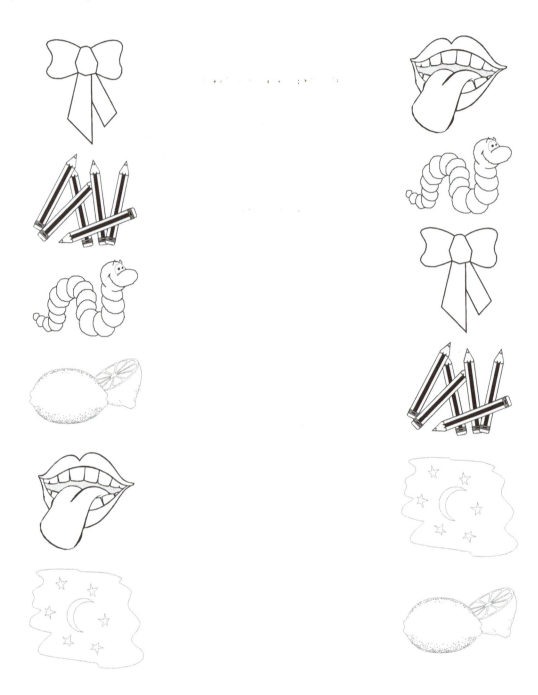

FONEMA /lh/

História 1: O coelho

O coelho é um animal pequeno, tranquilo, que gosta de comer frutas e verduras. Ele pode ser branco, cinza, preto ou bege. Tem olhos bonitos e pelo macio.

O coelho é bem guloso e adora cenoura...

O coelho é também símbolo da Páscoa, traz ovos de chocolate bem gostosos. As crianças adoram os coelhos.

Você gostaria de ter um coelho?

História 2: O milho

Milho é um cereal, na forma de espiga, e seus grãos são da cor amarela. Muito gostoso e bastante usado na nossa culinária. É usado para fazer várias comidas doces ou salgadas e, também pode ser comido cozido ou assado.

Quem gosta de pipoca? Ela vem do milho, você sabia?

Brincadeiras

77) Caça-palavras.

palhaço – malha – velha – milho – molhado – toalha

```
R P A L H A C O N X M
T B Q Y F B M A L H A
U O V B X Z V I D X A
C L A E O B T T L S P
B H F L V E L H A H D
V T P R H V X R H B O
B U X M N A B P K R I
S M O L H A D O T U X
```

72 APRENDER... LER... BRINCAR

78) Cruzadinha.

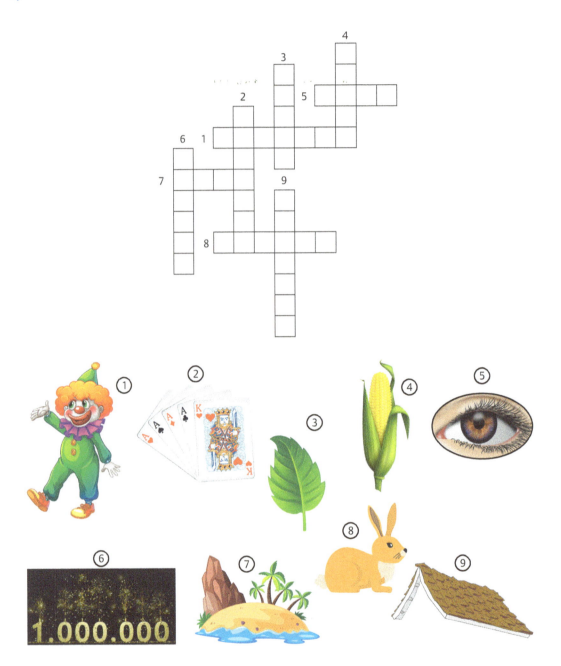

FONEMA /lh/ 73

79) Ligar os números e colorir.

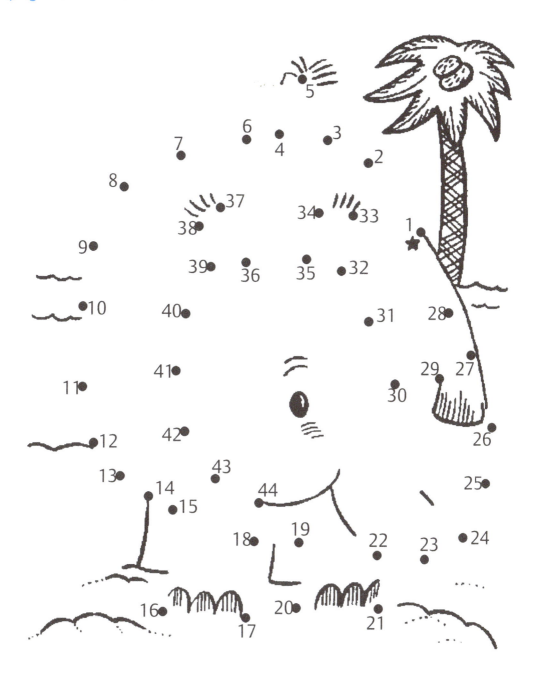

80) Ligue as palavras aos desenhos.

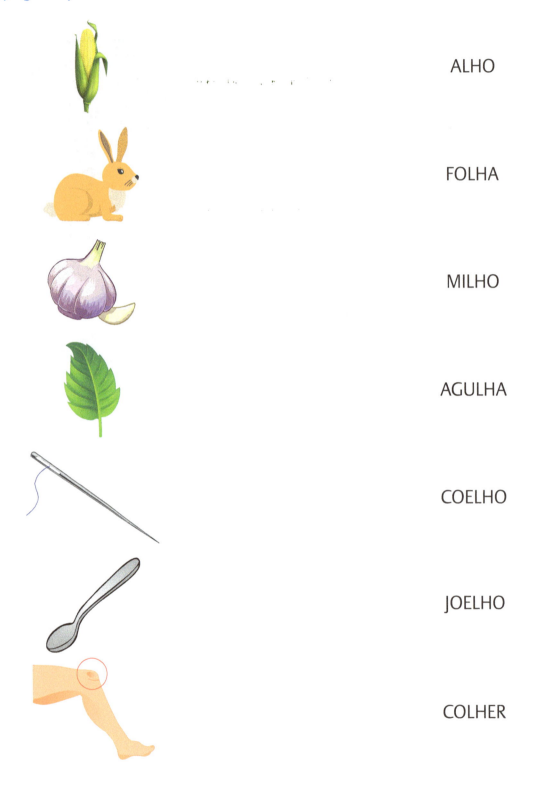

RESPOSTAS

FONEMA /v/

1) a. A gata chama Vivi.
   b. Gosta de tocar violão.
   c. O vestido da vovó é vermelho.

4) a. vela
   b. vovó
   c. violão
   d. vestido
   e. vaca
   f. uva
   g. fivela
   h. avião

5) a. violão/vestido
   b. vaca
   c. uva
   d. vogais

FONEMA /f/

6) a. As palvras são foca, feliz e aplaudiam.
   b. Nomes: pai – Felipe; mãe – Feliz; filho mais velho – Fê; filha – Ferdinanda; filho menor – Fredi.
   c. A foca Fredi.

7)
```
A B F M C P V S Ç F S D F
B T O L N O P N S O R P A
K D C R O R I P N G H W D
D P A R L F I T A O E K A
F U B A Q N Z T P R K L P
F E S T A J M O P L I W T
```

10) a. feliz
    b. fogão
    c. futebol
    d. fogo
    e. farmácia
    f. fumaça
    g. filhos
    h. fantasias

FONEMA /j/

11)

Jaula	Jacaré	Juvenil
Jarra	Jaqueta	Jipe
Janela	Jejum	Jabuticaba
Jato	Jaca	JuJuba
Juarez	Jambo	Joca
Jaguar	Juba	Joel
Juca	Juliana	Janeiro

13)

```
J A G U A R Q R G A M S N A K S J E J A C A S D F
H M I J I O P A R T Y U O O P P J P W Q O P L M B
E X Z A M B H Y T R E D K P I A M L O P L J J M D
C V X N O O A A S S K W O L M O J A M B O V A G T
B N A E I J O S E J J K U I O P E I B M K I L O A
C V X I O P J U J U B A B P L K J O P J A C D P P
N B V R M I O B J U B A L J I T U E W A Q O I Y E
B X C O M L W A I O P L Q E R A M K J S S I A S P
```

14)

Palavras	Animal	Fruta	Nomes
jaca		x	
Janine			x
joaninha	x		
João			x
jenipapo		x	
jacaré	x		
Jesus			x
javali	x		
Jaqueline			x
jaguar	x		
jambo		x	
Jamile			x
jegue	x		

FONEMA /z/

15) a. Zizi
    b. Zimba
    c. Zazá
    d. Zezé
    e. Zozó
    f. Zoe
    g. Zulu

16) a. doze
    b. azeitona
    c. buzina
    d. zebra
    e. Zazá
    f. azul

17) a. azedo
    b. nariz
    c. azul
    d. ziper
    e. cozinha
    f. doze
    g. azeitona
    h. zebra

FONEMA /ch/

19) a. chocolate
    b. chuveiro
    c. chinelo
    d. chuva
    e. cheque
    f. chalé

21)

(Cha)ve	(Cho)ro	(Chu)lé	(Chi) clete
(Chu)peta	(Cha)ruto	(Cha)péu	(Cha)mada
(Che)iro	(Chu)(chu)	(Chi) co	(Cha)ma
Bo(che)(cha)	(Cha)to	(Chã)o	(Chu)te

22) a. chupeta
    b. chuta
    c. chama
    d. chiclete
    e. chapéu
    f. bolacha recheada/chocolate

FONEMA /p/

23) a. palhaço
    b. pirulito
    c. patins
    d. pião
    e. pente
    f. pé
    g. peixe
    h. porta
    i. pipa
    j. pato

24) a. Os palhaços são: Pipoca, Parada, Peludo e Perna de Pau.
    b. O palhaço Pipoca adora fazer travessuras, proporcionar boas risadas e muita diversão para seu público.
    c. Trabalha no circo Picadeiro.
    d. O circo Piradeiro tem respeito e admiração.

25)

p ano	p ula	cam p o	p elo	p eteca
p omar	p ilota	es p orte	p ilha	lá p is
p ão	p i p oca	p ivete	p adaria	p erfume
tem p o	p arque	p ovo	p apel	p a p ai
p era	p antera	p anela	p arede	sa p ato

FONEMA /b/

28)
```
A B O I C P B E L E Z A
B T O L N O P N S O R P
K D C R O R I P N G H B
B A L A Y A A R L F I T
E O E K B A T A T A Q N
L T P K L B O N I T O I
O M P B I F E P V D C S
S A D E F H B E L I N A
B A T O M P L O E R T S
```

29) a. bola
    b. baleia
    c. bolo
    d. bailarina

30)

Animais	Objetos
borboleta	balde
baleia	bola
bode	buzina
búfalo	bico
barata	bife
beija-flor	boneca
boto	bolsa
besouro	berço
boi	bússola
burro	binóculo

FONEMA /t/

32) a. tapete
    b. telhado
    c. tubo
    d. tênis
    e. tartaruga
    f. tatu
    g. tigre

34) a. tatu
    b. túnel
    c. tamanduá
    d. tangerina
    e. tucano
    f. tigre

FONEMA /d/

35)
```
I D H H N O P D E N T E A U M A
L O F G B D R Q A T Y L M N O T
T I T D A E D D N R O D I N L A
O S H X S Z F O I D O C E D O T
U R L D A D O X P Z X C U E R U
R D B F V U D E Z Q V D E D O P
O U L I S D O E N T E O P I L A
E A D Q R E R D S D A N O N E Y
Q T V U N I C A F G H J U E W Q
```

36)

Daniel	medo	vida
Amanda	dormir	liberdade
telhado	dose	mandioca
lado	dedico	vestido
Fernanda	nada	grande

38) a. dentadura
    b. diamante
    c. detergente
    d. doces
    e. dominó

FONEMA /k/

39)

Cuco	cabelo	baú
medo	dado	cama
casa	lápis	carro
cueca	lata	camisa
roda	vida	flor
comida	caju	cura
vestido	nada	lado
capa	coroa	caixa
cão	cana	pato
caco	corpo	cabeça
bala	caramelo	calcinha

40) a. cachorro
    b. camelo
    c. casa
    d. cama
    e. coroa
    f. carro
    g. cavalo
    h. coração
    i. cabelo

42) a. copo
    b. colchão
    c. canela
    d. cabides
    e. caneta
    f. cobre
    g. campainha
    h. colher
    i. cadeado
    j. caneca

FONEMA /g/

43) a. garrafas
    b. agulha
    c. gaveta
    d. figo
    e. gorila
    f. golfinhos

44)

ga lo	go iaba	gui tarra	gui rlanda	ga nso
ga iola	ga linha	gue rreiro	ga ri	gu loso
go rro	go mo	go rila	gue lra	gui ar
go rdo	gui dom	go l	gui ndaste	ga ivota

46)

Gustavo	gueto	gamão	Guilherme
gostoso	guitarra	galinha	gol
guerreiro	gótico	garrafa	gula
gordo	Gastão	gueixa	guincho
guitarrista	guerra	gomo	gamela

FONEMA /s/

47)

(sa)co	(so)pa	(su)co	(se)lo
(sa)la	(sa)lão	(sa)bio	(sa)cola
(se)co	(si)nal	(so)lo	(so)no
(so)co	(so)neca	(su)jo	(su)foca
(su)ave	(sa)bonete	(si)laba	(su)nga

48) a. sino
    b. saia
    c. seta
    d. sapo

49)

Palavra	Plantas	Animal
Sabiá		x
Salsa	x	
sucuri		x
sapo		x
sálvia	x	
siri		x
serpente		x
salsinha	x	
sagui		x
salsão	x	
sardinha		x
salmão		x
soja	x	
salamandra		x

FONEMA /m/

53)
```
A B C D M A T A H E O M I M
M I E O P M I N G A U X O A
U S T R T M S N N S O L R S
L Z G F E E C B F I H Y O S
H C O X M I L H O O E A E A
E N R S T G V X W Z F R A I
R C G T E O S S M N P B R T
M A N G A M O M O S A I C O
```

FONEMA /n/

57) a. notas musicais
    b. natação
    c. nozes
    d. ninho
    e. nariz
    f. neném
    g. papai noel
    h. ninja

RESPOSTAS   87

FONEMA /nh/

60)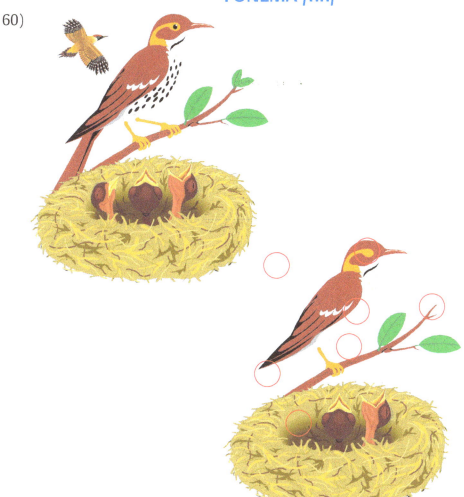

62)
```
M G C Z L R A E T U P D R I
I I C A M I N H A O P A N M
N L H O S F A G M J P U Y I
H V D P A M O N H A N Q K L
O B S D F J N Q N R S O Y R
C A M I N H O H F O P E R Y
A D V X Z T I B U A O C M X
C B A N H A B C A N H A O I
```

63) a. unha
   b. companheiro
   c. passarinho/ninho
   d. Nenhuma
   e. amanhecer
   f. dinheiro
   g. golfinho
   h. desenho
   i. caminho

FONEMA /r/

65) a. brinquedos
    b. brinco
    c. livro
    d. pedra
    e. prato
    f. Brasil
    g. cruz
    h. fralda
    i. prego
    j. gravata

FONEMA /r/

69) a. A candidata que ganhou a eleição foi a rata Rafa.
    b. A rua chama Rua Rosa.
    c. Os candidatos são Rico e Rafa.
    d. O rei Rato andava muito cansado.

70)

roda	rita	rainha	raiz	vela
colher	caneta	sopa	ramo	sofá
riso	rio	dente	rima	rumo
rancho	anel	nariz	roxo	azul

71) a. rio
    b. rosa
    c. raiz
    d. rainha
    e. rádio
    f. régua
    g. roda
    h. raios

FONEMA /l/

73)

Palavras	Animais	Frutas
limão		x
leão	x	
leão marinho	x	
laranja		x
leopardo	x	
lesma	x	
lima		x
lichia		x
libélula	x	
lêmure	x	
louva-a-deus	x	
lagarta	x	
lebre	x	

74)

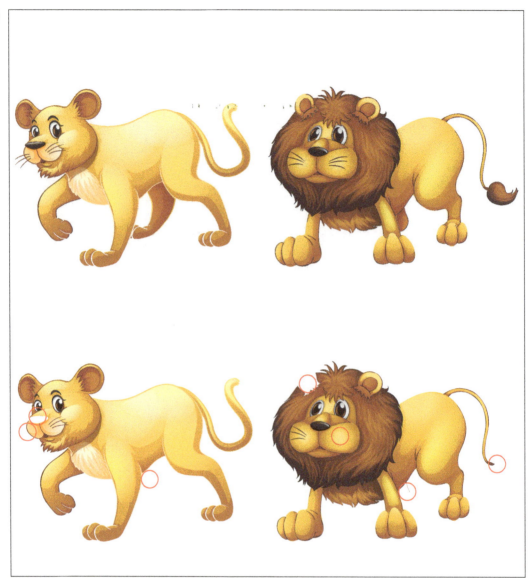

75)

L ua	L ápis	L imão	L imo	L ivro
L ouvor	L avanderia	L amparina	L uvas	L i L ás
L uz	L eão	L ata	L eite	L oto

FONEMA /lh/

77)
```
R P A L H A C O N X M
T B Q Y F B M A L H A
U O V B X Z V I D X A
C L A E O B T T L S P
B H F L V E L H A H D
V T P R H V X R H B O
B U X M N A B P K R I
S M O L H A D O T U X
```

78) a. palhaço
    b. baralho
    c. folha
    d. milho
    e. olho
    f. milhão
    g. ilha
    h. coelho
    i. telhado